AF321105

MÉMOIRE

SUR

DEUX ENFANTS ADHÉRENTS,

NÉS A LA MATERNITÉ DE TOULOUSE ;

Par M. LAFORGUE,

Chirurgien en chef de la Maternité de Toulouse, Professeur d'accouchement
à l'Ecole de Médecine, Membre de la Société impériale
de Médecine, etc.

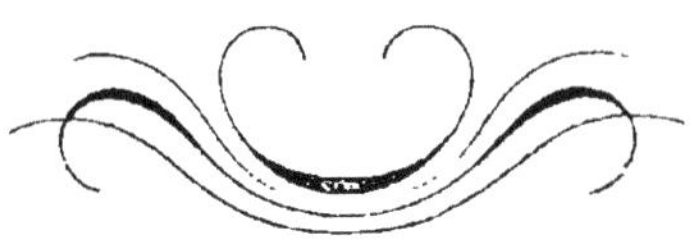

TOULOUSE,

IMPRIMERIE DE CHARLES DOULADOURE,

RUE SAINT-ROME, 39.

1862.

ACCOUCHEMENT

DE DEUX ENFANTS ADHÉRENTS PAR LE VENTRE;

UNION DES DEUX FOIES ET D'UNE PORTION DE L'INTESTIN GRÊLE.

La naissance, à la Maternité de Toulouse, de deux enfants adhérents par la paroi abdominale, m'a donné l'occasion d'observer les anomalies de l'organisation de cette monstruosité comprise dans la famille des monstres doubles monomphaliens, et dans le genre Xiphopage de la classification d'Isidore Geoffroy Saint-Hilaire, l'illustre Naturaliste si prématurément enlevé à la science.

L'accouchement ayant eu lieu dans mon service, j'ai mis à profit cette circonstance, exceptionnellement favorable, pour étudier ce nouveau fait tératologique, dont j'ai déposé les pièces anatomiques dans les collections de l'Ecole de médecine. J'ai été bien secondé dans cette partie de mon travail par M. le Dʳ Rességuet, professeur adjoint et chef des travaux anatomiques, qui a préparé le corps de ces enfants et les organes atteints d'anomalies.

Quoique la science possède la description de plusieurs Xiphopages, et que l'étude de cette espèce de monstruosité, dont faisaient partie les Frères Siamois, ait été complétée par des recherches modernes, je crois qu'il ne sera pas sans intérêt de faire connaître celui qui est né à Toulouse. Il fournit des renseignements complets sur des dispositions anatomiques imparfaitement décrites en 1684, et qui, depuis cette époque, n'avaient pas été observées ; de plus, il montrera un exemple d'une cause de dystocie, par adhérence anormale des enfants, qui se présente très-rarement dans les services d'accouchement. Cette observation, que je vais d'abord rapporter, sera malheureusement plus complète que nous ne l'aurions désiré, car elle se termine par l'autopsie de la mère, qui a succombé aux suites de cet accouchement contre nature.

§ 1.

Le 23 mai 1861, à dix heures du soir, la nommée Pauline Gaspin, domestique, âgée de vingt-cinq ans, primipare, et à terme, fut apportée dans le service de la Maternité. Le travail de l'accouchement était très-avancé. L'élève sage-femme chargée de l'accouchement constata par le toucher la présentation du sommet en première position ; les membranes étaient rompues, la dilatation complète, mais les contractions étaient presque nulles. La malade était très-faible. On apprit que cette jeune femme avait été souffrante pendant toute la durée de la grossesse. Cet état de souffrance, joint à une grande détresse, l'avait réduite à une faiblesse générale qu'avait aggravée la lenteur du travail.

A minuit, les contractions se réveillèrent, sous l'influence des soins et des toniques qui furent administrés. Le travail ayant repris sa marche régulière, la tête de l'enfant arriva au détroit inférieur, et, à deux heures du matin, elle était expulsée hors de la vulve. Malgré de fortes contractions et des tractions méthodiques, les épaules ne purent être dégagées.

(5)

La maîtresse sage-femme ayant été appelée, parvint, avec beaucoup de peine, à les extraire, mais le corps de l'enfant ne put être amené à l'extérieur. Introduisant la main dans la cavité utérine, la sage-femme constata la présence des genoux d'un second enfant, au niveau de l'abdomen du premier. Saisissant avec sa main le siége du premier enfant, elle entraîna le corps, qui fut extrait en entier; mais la paroi abdominale, fortement tiraillée, était retenue dans la matrice; la main étant de nouveau introduite, elle saisit les pieds du second enfant, qui fut facilement extrait. Ces deux enfants, adhérents par la paroi abdominale, étaient deux filles. La première donna quelques signes de vie ; la seconde était insensible ; elles ne purent être ranimées.

La délivrance se fit naturellement.

Pendant ce long accouchement manuel la mère éprouva de vives douleurs. Elle se remit cependant assez bien pour que les suites des couches s'établissent avec régularité. Mais le cinquième jour, à la suite de la fièvre de lait, la malade ressentit de vives douleurs dans la région iliaque et dans les jambes, principalement le mollet gauche. Une application de sangsues dans la région hypogastrique, des frictions calmantes et des cataplasmes émollients avaient calmé ces douleurs et conjuré les accidents inflammatoires, lorsque, le neuvième jour, au moment où nous pouvions espérer un rétablissement prochain, cette femme, dont la santé était depuis longtemps délabrée, fut prise d'une diarrhée cholériforme, qui résista plusieurs jours aux moyens énergiques mis en usage.

Elle se remit cependant de cette grave complication, mais l'amélioration ne fût pas de longue durée. Les douleurs reparurent dans les jambes et se fixèrent, avec une grande intensité, dans tout le membre inférieur droit. Tout ce membre devint bientôt le siége d'un gonflement œdémateux caractéristique de la *phlegmatia alba dolens* : les onctions d'onguent mercuriel belladoné , les opiacés , les applications émollientes et autres ne purent enrayer cette affection. Une fièvre continue , avec des paroxysmes irréguliers , qui avait résisté au sulfate de quinine , prit bientôt les caractères propres à la fièvre par résorption purulente. La tuméfaction du membre devint excessive , et , malgré des incisions , qui furent faites pour donner issue à des abcès multiples développés sur la cuisse , la gangrène s'empara du membre, et la mort termina cette terrible affection purulente , le 24 juin 1861, juste un mois après l'accouchement.

Pendant tout le temps que dura la *phlegmatia alba dolens* , le ventre resta souple , indolore, et la matrice et ses annexes ne parurent pas participer à cette maladie infectieuse dont la marche ne put être arrêtée ni par l'alcoolature d'aconit, ni par le sulfate de quinine , méthodiquement administrés.

Voici quels furent les résultats de l'autopsie pratiquée par notre collègue le Dr Noguès, dans le service duquel cette malade avait été évacuée quelques jours avant sa mort , afin de soustraire les nouvelles accouchées à l'odeur et aux émanations gangréneuses.

Rigidité cadavérique , amaigrissement considérable, membre pelvien droit énormément tuméfié , violacé dans la plus grande partie de son étendue , et présentant sur plusieurs points des plaques gangréneuses ramollies; à la partie supérieure et antérieure de la cuisse existe une large plaie gangréneuse ; dans ce point la peau est réduite en putrilage. Des incisions faites sur les tissus sous-jacents montrent que le tissu cellulaire de la cuisse est infiltré de pus. Les ganglions inguinaux sont tuméfiés ; une dissection minutieuse fait constater l'intégrité des vaisseaux lymphatiques de cette région.

Les veines saphène, fémorale, iliaque externe, iliaque primitive et cave inférieure sont remplies de pus concrété, qui bouche le calibre de ces vaisseaux.

Des caillots fibrineux d'un gros volume sont contenus dans les cavités du cœur, et se prolongent par de longs tractus fibrineux dans les vaisseaux qui se rendent à cet organe ou qui en émanent ; les cavités droites du cœur ne contiennent pas de pus.

Les poumons sont sains ; le foie, très-volumineux, ne présente aucune trace d'inflammation purulente.

La matrice a le volume du poing ; elle n'offre aucune trace d'inflammation ni de pyoémie ; sa cavité est saine, on y remarque à la partie supérieure les traces de l'insertion placentaire.

L'ovaire droit et le ligament large du même côté sont légèrement hypérémiés.

Le péritoine et les autres organes de l'abdomen ne présentent aucune altération.

Les lésions constatées à l'autopsie sont celles d'une phlébite suppurée des gros troncs veineux du membre pelvien droit. La gangrène consécutive à la tuméfaction de la cuisse est la conséquence de l'oblitération des veines iliaques ; la présence du pus mêlé au sang, dans toutes les veines du membre et dans la veine cave inférieure, ne laisse aucun doute sur la résorption purulente qui s'est produite avant l'arrêt de la circulation veineuse.

L'intégrité de la matrice montre que cet organe a été étranger à l'affection inflammatoire, qui a dû avoir son point de départ dans les annexes et l'ovaire droit. Arrêtée dans ces organes, l'inflammation a gagné les veines et s'est propagée dans tout le membre pelvien ; le système lymphatique est resté étranger à l'affection , et n'a été atteint que consécutivement.

La *phlegmatia alba dolens* a donc été, dans ce cas, produite par une phlébite suppurée , qui s'est terminée par gangrène. Les résultats de cette autopsie méritent d'être signalés à l'attention des pathologistes.

§ II.

Les deux enfants adhérents, dont l'accouchement a été suivi de la mort de la mère, sont, avons-nous dit, deux filles bien conformées , et dont une seule a donné signe de vie.

Leur adhérence par la paroi abdominale a lieu dans la région sus-ombilicale : elle commence à l'ombilic et se termine à l'appendice xiphoïde. (*Voir la planche , figure* 1.) Les autres parties du corps sont libres et indépendantes ; la laxité de la paroi abdominale, qui unit les deux enfants opposés face à face, permet à leurs corps des mouvemeuts assez étendus et variés.

Au point correspondant à l'ouverture ombilicale, qui est unique, la peau de l'abdomen manque et elle est remplacée par une membrane mince, transparente, distendue comme dans l'exomphale. C'est à cette enveloppe membraneuse qu'est adhérent le cordon ombilical , en apparence unique. Après avoir enlevé la membrane qui le recouvre , on constate que ce cordon est double. Arrivé à l'ouverture ombilicale, il se bifurque , et chaque cordon se dirige isolément dans la paroi abdominale de chaque enfant , en se conduisant comme à l'état normal.

Les deux foies sont unis entre eux par toute la partie moyenne de leurs bords antérieurs, et la fusion de leur substance est complète dans les points de jonction. (*Voir figure* 2.)

Ces deux organes, non symétriques, sont unis, comme on le dit vulgairement, tête-bêche, c'est-à-dire, qu'ils sont placés en sens opposés ; le bord antérieur de l'un étant tourné en haut, et celui de l'autre dirigé en bas. Par leur union, ils forment un organe double, symétrique, comme le montre la figure ci-jointe. La grosse extrémité de l'un et la petite extrémité de l'autre, juxtaposées, proéminent isolément en avant et en arrière de la surface d'union, séparés par un espace anguleux ; de plus, les faces inférieures des deux foies, au lieu d'être, comme normalement, inclinées en bas et en arrière, sont relevées et comme appliquées l'une contre l'autre. Dans leur intervalle sont placés les deux estomacs, l'un en avant, l'autre en arrière, par rapport à la surface d'union des deux individus.

Cet organe double est pourvu de deux ligaments falciformes, de deux vésicules biliaires, dirigés en sens opposés, et de deux conduits cholédoques isolés.

L'union de ces deux enfants s'étend à une portion du tube digestif. Les deux estomacs et les deux duodénums sont distincts ; mais ces derniers s'unissent en un seul, au niveau de leur cinquième portion, et constituent un intestin unique dont le calibre est double. Cette union a lieu dans toute la longueur du jejunum ; là elle cesse, en se bifurquant, et, à partir de cette bifurcation, chaque enfant est pourvu d'un iléon et d'un gros intestin complet et séparé.

Les deux pancréas sont séparés et leurs conduits excréteurs s'ouvrent isolément dans chaque duodénum.

Telles sont les anomalies que présente ce xyphopage, qui est complet pour chaque individu dans toutes les autres parties de l'organisme.

L'importance tératologique de ce monstre double, par adhérence de deux enfants, est d'autant plus grande qu'elle confirme des anomalies mises en doute , ou dont l'existence n'avait pas été confirmée par les observateurs modernes. Pour faire connaître l'état de la science sur ce point , je crois devoir transcrire le passage suivant du *Traité de Tératologie* d'Isidore Geoffroy Saint-Hilaire , ce Savant que la mort nous a ravi dans le moment même où nous nous disposions à lui transmettre les matériaux de ce fait , dont l'annonce scientifique l'avait intéressé.

« J'ai vu plusieurs xiphopages , tous bi-mâles , ou bi-femelles , dans diverses collections publiques , mais sans pouvoir en disséquer aucun. L'examen anatomique de ces monstres m'eût cependant été d'autant plus utile , que les observations comprises dana les Annales de la science ne fournissent que des renseignements très-insuffisants sur les modifications de l'organisation dans la xiphopagie.

» Dorsten et Valentin , en 1684 , ont publié la description d'un xiphopage chez lequel l'union s'étendait à l'intérieur, suivant ces anatomistes , jusqu'aux foies et aux canaux alimentaires de l'un et de l'autre sujet...

» Ces observations anatomiques de Dorsten et de Valentin ont été pendant longtemps les seules que possédât la science sur les xiphopages , et l'on ne peut s'étonner du peu de valeur que les tératologues ont généralement attaché au témoignage isolé de deux auteurs dont le nom est sans nulle autorité ; mais l'exactitude de leurs observations , au moins en ce qu'elles ont de plus important , est aujourd'hui confirmée par les résultats des recherches faites par Barkow sur un agneau bi-mâle. »

Après avoir rapporté ce fait , le savant tératologiste ajoute : « Mais , en est-il toujours ainsi ? Et doit-on penser que les viscères doivent présenter la même disposition chez tous les xiphopages ? Je suis loin de le penser et de vouloir généraliser les résultats d'un aussi petit nombre d'observations , d'autant

plus qu'on peut, dès à présent, leur opposer quelques faits
dont la valeur est sans doute de beaucoup diminuée, mais
non complétement annulée par le manque de détails anatomiques. »

L'un de ces faits, le seul dont parle Geoffroy Saint-Hilaire,
est extrait des Ephémérides, année 1689. D'après la note de
Konig, intitulée : *Gemelli sibi invicem adnati feliciter separati*,
il s'agirait de deux filles unies de l'appendice xiphoïde à l'ombilic, qui naquirent vivantes vers la fin du xviie siècle, et
furent heureusement séparées l'une de l'autre dès leur première enfance, d'abord à l'aide d'une ligature de plus en plus
serrée, puis par l'instrument tranchant. Malheureusement,
l'auteur se borne à figurer les deux jumelles avant et après
leur séparation, sans établir l'authenticité de l'opération par
une description précise et détaillée.

Le fait observé à Toulouse, et déposé dans la collection de
l'Ecole de médecine, confirme de tout point les observations
anatomiques faites par Dorsten et Valentin, qui n'avaient pas
été jusqu'à ce jour constatées sur des xiphopages humains.

Cette union des foies et d'une portion de l'intestin, à la-
quelle nous étions loin de nous attendre après l'examen extérieur de nos enfants, dont l'adhérence paraissait si superfi-
cielle et limitée à la paroi abdominale, doit faire rejeter d'une
manière absolue la séparation des enfants par la section de
l'adhérence abdominale. Lors même que le fait cité par Konig
serait vrai, et en admettant que la disposition que nous avons
observée ne soit pas générale, il n'est pas possible de déter-
miner les cas où la séparation pourrait être faite chez des enfants vivants. La vie est parfaitement compatible avec l'union
organique que nous avons décrite, et la mort serait la conséquence immédiate de la destruction des adhérences contrac-
tées par des organes aussi essentiels à la vie.

Les deux Frères Siamois, nés en 1811, et qui parcoururent l'Europe en 1835, où ils furent, à Paris et ailleurs, le sujet de publications nombreuses, étaient adhérents par la paroi abdominale comme le xiphopage né à Toulouse. Opposés face à face, et se touchant mutuellement à l'époque de leur naissance, ils pouvaient, par suite de la laxité de la paroi abdominale, et des efforts faits dès leur enfance pour arriver à prendre des positions plus commodes, se placer, l'un par rapport à l'autre, de côté et à angle droit.

A l'époque où ils furent examinés par Isidore Geoffroy Saint-Hilaire, ils avaient vingt-quatre ans. La paroi abdominale distendue formait une sorte de bande flexible, ayant jusqu'à cinq pouces de long sur trois de large. Cette bande, formée par la paroi abdominale, renfermait-elle quelques portions de viscères ? On ne put le constater, les frères Siamois ayant constamment refusé, à Paris, de laisser achever l'examen par le toucher, qu'ils disaient très-douloureux. On assure que plusieurs Chirurgiens leur ayant proposé de pratiquer leur séparation ; ils refusèrent toute opération à cause de leur mutuelle affection et non par crainte de la douleur ou de la mort.

J'ignore si, à leur mort, l'autopsie de leurs corps a été faite, et si on a constaté l'union de quelque viscère abdominal. En l'absence de ce document, les adhérences trouvées sur les enfants de Toulouse justifient leur refus, et doivent faire rejeter toute opération tentée pour séparer les enfants adhérents **par** la paroi abdominale.

Toulouse, Imp. de **Ch**. DOULADOURE, rue Saint-Rome, 39.

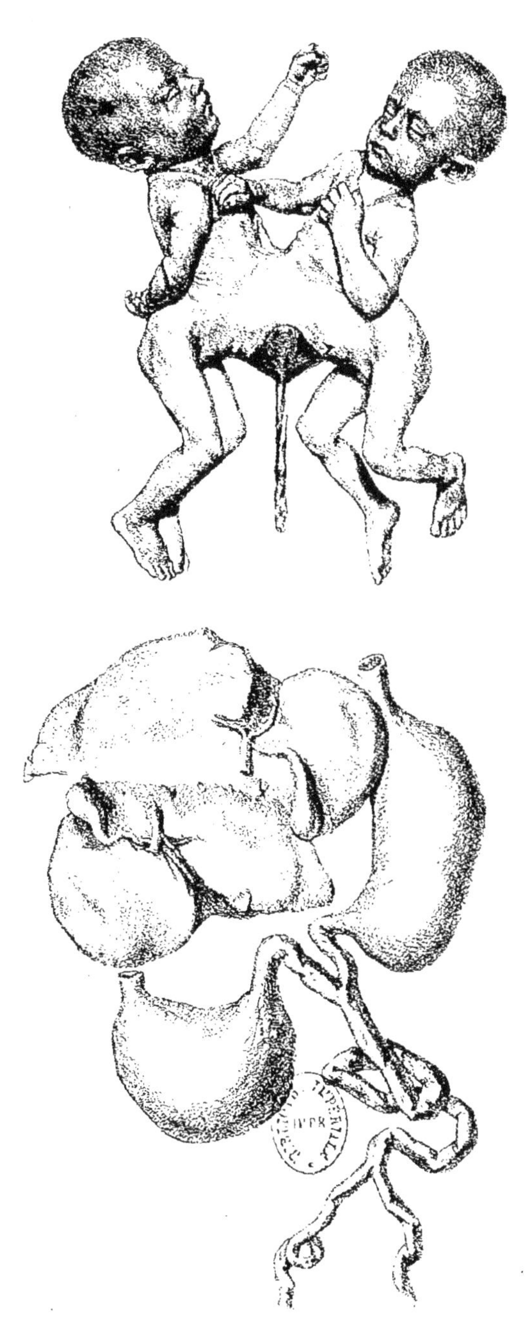

BIBLIOTHEQUE NATIONALE DE FRANCE
3 7531 03987392 3